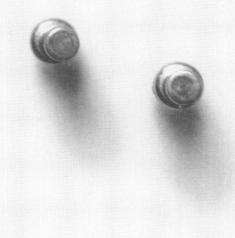

Bundesverband Gedächtnistraining e.V.
Ganzheitliches Gedächtnistraining
Anregungen für die geistige Aktivierung von Gruppen
mit demenziell veränderten Menschen
Band 1: Eine Arbeitsmappe mit Trainingseinheiten zu 20 Themen

Bundesverband
Gedächtnis-
training e.V.

Ganzheitliches Gedächtnistraining

Anregungen für die geistige Aktivierung von
Gruppen mit demenziell veränderten Menschen
Band 1

Verlag Susanne Gassen
Allendorf

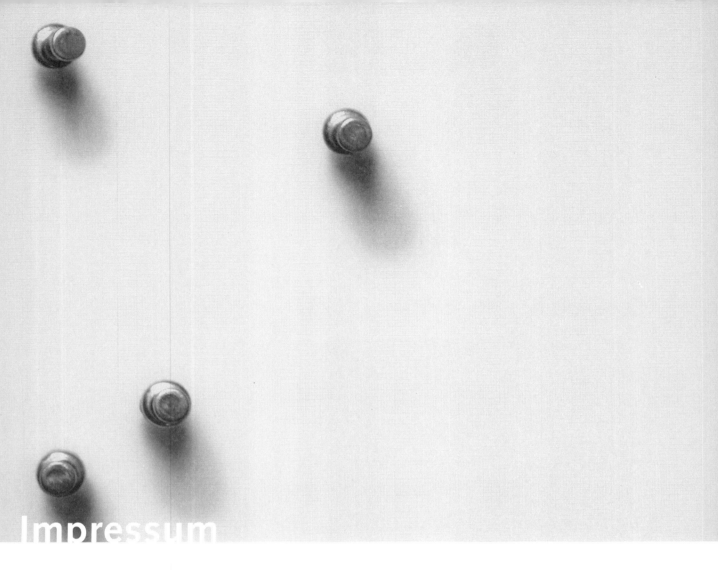

Impressum

Bibliografische Information Der Deutschen Bibliothek
Die Deutsche Bibliothek verzeichnet diese Publikation in der Deutschen Nationalbibliografie; detaillierte bibliografische Daten sind im Internet über http://dnb.ddb.de abrufbar.

Das Werk, einschließlich aller seiner Teile, ist urheberrechtlich geschützt. Jede Verwertung außerhalb der engen Grenzen des Urheberrechtsgesetzes ist ohne Zustimmung des Bundesverbandes Gedächtnistraining e.V. unzulässig und strafbar. Das gilt insbesondere für Vervielfältigungen, Übersetzungen, Mikroverfilmungen und die Einspeicherung und Verarbeitung in elektronischen Systemen.

3. Auflage Februar 2006

© Copyright 2002 by
Bundesverband Gedächtnistraining e.V.
Geschäftsstelle: Friedensweg 3, 57462 Olpe-Dahl
Internet: www.bvgt.de
Autorin: Susanne Blach in Zusammenarbeit mit dem Arbeitskreis Hessen des BV Gedächtnistraining e.V.

Druck und Verarbeitung: Reinhold Schaefers, Morsbach
Gestaltung: www.designunit.de
Verlag Susanne Gassen, Bahnhofstraße 39 A,
35469 Allendorf
Printed in Germany 2006

ISBN 3-934684-31-9

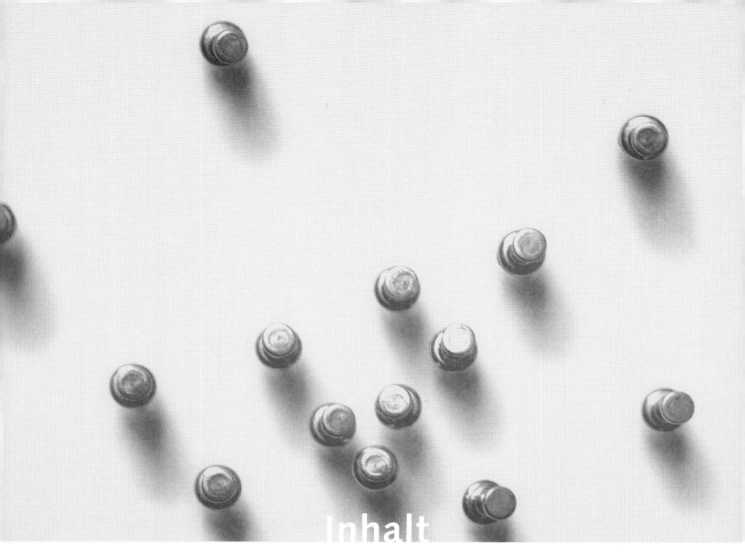

Inhalt

- **6** Vorwort
- **8** Die Handlungslogik des Dementen
- **9** Voraussetzungen für das Arbeiten mit demenziell veränderten Teilnehmern
- **10** Kommunikation mit demenziell veränderten Teilnehmern
- **11** Grundsätzliches zu den Trainingseinheiten
- **15** Übersicht über die Trainingseinheiten
- **16-56** Trainingseinheiten
- **57** Literaturliste / CD Liste
- **58** Ideenbörse
- **59** Der Bundesverband stellt sich vor
- **61** Bestellformular und Aufnahmeantrag

Vorwort

Der Bundesverband Gedächtnistraining e.V. erstellt in loser Folge Arbeitsmaterialien für Gedächtnistrainerinnen und -trainer für unterschiedliche Zielgruppen.

In den letzten Jahren sind bereits erschienen die Arbeitsmappen „Ganzheitliches Gedächtnistraining – Anregung für die geistige Aktivierung von ungeübten Gruppen":
Band 1: Stundenkonzepte zu 15 Themen
Band 2: Stundenkonzepte für die 12 Monate

Die hier vorgelegte Arbeitsmappe wurde speziell für die geistige Aktivierung demenziell veränderter Teilnehmerinnen und Teilnehmer entwickelt. Dies geschah auf vielfachen Wunsch – vor allem von Mitarbeiterinnen und Mitarbeitern in der stationären Altenarbeit.
In der Regel sind mindestens 50 Prozent der in diesen Einrichtungen lebenden Bewohnerinnen und Bewohner demenziell verändert.

Das Personal in den Einrichtungen ist häufig schon durch die Pflegedurchführung ausgelastet, dennoch besteht der Wunsch nach Beschäftigungsmöglichkeiten, die ohne großen Aufwand durchzuführen sind. Diese Arbeitshilfe kommt dem Wunsch entgegen: die Trainingseinheiten sind in sich abgeschlossen, lassen aber individuellen Variationen Raum.

Durch meine Tätigkeit als Ausbildungsreferentin im Bundesverband Gedächtnistraining e.V. lernte ich in meinen Ausbildungskursen viele Teilnehmer kennen, die aus dem Bereich der Beschäftigungstherapie kommen. Diese jetzt ausgebildeten Gedächtnistrainer/Innen treffen sich mehrmals im Jahr zum Erfahrungsaustausch. An mich wurde die Idee, eine Trainingsmappe für demenziell veränderte Teilnehmer zu erstellen, herangetragen. Der Arbeitskreis Hessen hat sich dieser Aufgabe gestellt. Die Themen der Trainingseinheiten sind in keiner Weise ausschöpfend behandelt, sondern sollen auch als Anregung dienen, sie zu erweitern oder zu ergänzen und entsprechend der Zielgruppe zu verändern.

Wenn Sie an einer Ausbildung zum/zur Gedächtnistrainer/in im Bundesverband Gedächtnistraining interessiert sind, wenden Sie sich an die Geschäftsstelle des Bundesverbandes Gedächtnistraining e.V..

Hier erfahren Sie Termine und Ausbildungskriterien. Die Ausbildung umfasst einen Grundkurs und zwei Aufbaukurse – insgesamt ca. 120 Unterrichtsstunden – und kann mit dem Zertifikat des Bundesverbandes Gedächtnistraining e.V. abgeschlossen werden. Es besteht auch die Möglichkeit an den Fortbildungen teilzunehmen; die Terminliste erhalten Sie ebenfalls bei der Geschäftsstelle des Bundesverbandes.

Mein Dank gilt allen Mitgliedern des Arbeitskreises, die mich bei der Erstellung dieses Arbeitsmaterials unterstützt haben. Dazu gehören: Hanne Einloft, Christine Neufeld, Gertrud Leitner, Eva Löwe, Birgitta Marquardt, Waltraud Protze, Kristiane Urbahn.
Den Benutzern dieser Mappe wünsche ich viel Freude und Erfolg bei ihrer wichtigen Arbeit.

Susanne Blach
Ausbildungsreferentin des
Bundesverbandes
Gedächtnistraining e.V.

Langgöns, im März 2002

Die Handlungslogik demenziell veränderter Menschen

Es soll nicht Aufgabe dieser Arbeitsmappe sein, die einzelnen Demenzerkrankungen zu beschreiben. Dazu gibt es ausreichend Fachliteratur. Es ist wichtig, dass Mitarbeiter, die mit dementen Menschen arbeiten, etwas von deren Handlungslogik verstehen.

Der Demenzkranke hat durch einen hirnorganischen Abbau geistige Defizite. Dabei gibt es verschiedene Stadien und Schweregrade.

Wenn wir von Dementen sprechen, meinen wir Menschen, die an der Bewältigung ihres Alltags scheitern. Das kann unterschiedliche Gründe haben:

1. Kognitive Störungen: Kein vorausschauendes Denken, Vieles wird nicht mehr erkannt.

2. Intellektuelle Störungen: Keine Zukunftsplanung, keine Schlussfolgerungen, keine Entscheidungen.

3. Gedächtnisstörungen: keine oder stark eingeschränkte Merkfähigkeit, kein Aktualisieren oder Abrufen von Gedächtnisinhalten, kein richtiges Einordnen von Erinnerungen.

Demente verknüpfen ihre Wahrnehmungen mit ihrem biografischen Wissen, ihrem Handlungs- und Faktenwissen sowie ihrem sozialen Muster. Daraus ziehen sie dann die Schlussfolgerung, können aber keine Korrekturen anbringen und sind damit dann völlig orientierungslos.

Ein typisches Beispiel hierfür ist die folgende Situation: Ein Demenzkranker sitzt am Kaffeetisch und traut sich nicht, eine weitere Tasse Kaffee zu verlangen. Er weiß, er hat kein Geld und kann die Rechnung nicht bezahlen. Die Aussage, die Tochter habe schon alles bezahlt, kann er nicht glauben. Nach seiner Wahrnehmung ist die Tochter noch ein Kind, die gar kein Geld haben kann. Er weiß nicht, dass er sich in einem Heim befindet und für die Bezahlung der Rechnung gesorgt ist. Deshalb ist es für einen Demenzkranken sehr wichtig, dass er sich ernst- und angenommen fühlt. Je mehr Vertrauen der Trainerin/dem Trainer entgegengebracht wird, desto mehr kann man gemeinsam erreichen.

Ziel für die Betroffenen soll sein, das Leben besser bewältigen zu können, immer wieder kleine Lichtblicke der Bestätigung zu erhalten. Sehr hilfreich für das Verständnis im Gedächtnistraining mit dementiell veränderten Teilnehmern ist das Wissen um ihre Biografie.

Voraussetzungen für das Gedächtnistraining mit demenziell veränderten Teilnehmern

1. Die Raumgestaltung sowie das Umfeld spielen für den Demenzkranken eine wichtige Rolle. Der Raum selbst sollte sehr hell sein und mit Lampen von mindesten 500 Lux ausgeleuchtet sein. Dies ist nicht nur stimmungsaufhellend, sondern beugt auch der Schläfrigkeit vor.

2. Neben der Helligkeit spielt auch die Raumtemperatur eine wichtige Rolle. Ältere Menschen frieren leichter. Die Raumtemperatur sollte zwischen 21° und 23° C betragen.

Eine reizintensive, aber nicht verwirrende Ausstattung des Raumes hat sich bewährt; es sollten Dinge des täglichen Lebens wie z.B. Handtücher, Tischdecken, Taschentücher, Zeitungen, Kissen usw., die zum Anfassen und „Be-greifen" da sind, vorhanden sein. Oft können Demente sich unter einem Ball nichts mehr vorstellen, aber wenn sie ihn „be-greifen" können, wissen sie, was gemeint ist. Etwas Weiches zum Kuscheln weckt im Menschen den Hegetrieb und kann Erinnerungen an eine glückliche Kindheit aufrufen. Praktisch sind auch Schränke bzw. Regale, die man ein-, aus- und umräumen kann.

Ein Kräutergärtlein mit Pfefferminze, Schnittlauch, Salbei oder anderen Küchenkräutern eignet sich hervorragend, um die Sinne anzuregen. Wenn diese Pflanzen gegessen werden, schaden sie nicht.

3. Ideal ist, wenn sich der Raum im Wohnbereich oder im nahen Umfeld befindet. Eine ruhige Atmosphäre ist oberstes Gebot. Dauerberieselung durch Musik aus dem Radio oder Fernseher ist zu vermeiden. Man kann aber sehr gut gezielt klassische Musik, alte Filmmusik, Schlager oder Volksmusik zur Beruhigung einsetzen.

4. Die Gruppengröße ist sehr stark abhängig von der Leistungsfähigkeit der einzelnen Teilnehmer. Je schwächer die Teilnehmer sind, desto kleiner sollte die Gruppe sein. Bei mittelgradig Dementen ist eine Gruppe bis zu fünf Personen angebracht, während bei hochgradig Dementen die Kleingruppe nur aus drei Teilnehmern bestehen sollte.

5. Rituale und Wiederholungen sind wichtige Bestandteile beim Gedächtnistraining mit demenziell veränderten Teilnehmern.

Das fängt schon bei der Festlegung der Trainingszeit an. Die beste Zeit ist der Vormittag zwischen 9 Uhr und 11 Uhr. Da die Aufmerksamkeitsspanne in der Regel nicht länger als 20-30 Min. beträgt, sollten auch die Trainingseinheiten nicht länger dauern.

Um ein bestmögliches Ergebnis zu erreichen, wäre tägliches Training notwendig. Häufig kann es jedoch nur in einem Rhythmus von zwei bis drei Tagen angeboten werden.

Kommunikation mit demenziell veränderten Teilnehmern

Die Kommunikation mit alten Menschen zu fördern ist das zentrale Anliegen der Aktivierung, deshalb müssen zunächst mögliche Kommunikationshindernisse wie z.B. Schwerhörigkeit und Sehstörungen erkannt und möglichst ausgeglichen werden.

Gleichberechtigt mit der Verständigung durch Worte ist die nonverbale Kommunikation. Sie ist besonders geeignet, mögliche Barrieren abzubauen.

Blickkontakt zu den Teilnehmer/innen ist wichtig, um ihre Aufmerksamkeit zu erhalten bzw. aufrechtzuerhalten. Ein Lächeln drückt Freundlichkeit aus. Auch Körperkontakt, z.B. eine Berührung der Hand oder den Arm um jemanden legen, fördert das Interesse und die Konzentration.

Umgekehrt sollte nicht nur auf das gesprochene Wort des Teilnehmers geachtet werden, sondern auch auf mimischen und körperlichen Ausdruck, der die Äußerung begleitet. Hier muss allerdings beachtet werden, dass Mimik und Gestik weniger stark ausgeprägt sind als bei jüngeren Menschen.

Merksätze für die Kommunikation
- Grundregeln der Rhetorik beachten
- Kurze, einfache Sätze verwenden
- Zum Antworten und zu Wiederholungen ermutigen
- Das Sprechen in ganzen Sätzen fördern
- Möglichst jeden Teilnehmer bei jeder Übung ansprechen
- Erinnerungen aus der Vergangenheit als „Brücke" zur Gegenwart nutzen
- Für das Gespräch einfache und verständliche Themen wählen
- Ereignisse und Handlungen stets kommentieren
- Den Humor nicht vergessen

Ziel ist es, den Kontakt mit den alten Menschen zu nutzen, um ihre Kommunikations- und Erlebnisfähigkeit zu fördern. Alle sich bietenden Gelegenheiten für ein Gespräch sollten wahrgenommen werden.

Durch Anrede mit Namen, sinngemäße Wiederholungen und Ergebnissicherungen, Hinweise auf alltägliche Dinge wie Wetter, Tag, Monat, Jahreszeit wird das Realitätsbewusstsein unterstützt. Das wird auch erreicht, indem man die Aufmerksamkeit auf Ereignisse oder Besonderheiten im Raum (z.B. Raumschmuck) oder außerhalb richtet.

Grundsätzliches zu den Trainingseinheiten

1. Innerhalb einer Trainingseinheit muss es bestimmte Orientierungspunkte geben. In den hier vorgestellten Einheiten wurde immer der gleiche Aufbau gewählt.
2. Für jede Trainingseinheit sind thematisch passende Gegenstände mitzubringen. Das Mitbringen dieser Gegenstände immer im gleichen Behälter (z.B. einem Korb) kann zu einem festen Ritual werden und weckt so die Neugier der Gruppe.

Die Themen selbst sind alphabetisch geordnet. Am Anfang jeder Trainingseinheit werden alle Teilnehmer mit Handschlag begrüßt. Sind alle anwesend, wird immer mit dem gleichen Lied begonnen. Für welches Lied Sie sich entscheiden, ist Ihnen überlassen. Wichtig ist nur, dass alle, die diese Gruppe leiten, dieses Lied kennen.

Liedvorschläge:
Froh zu sein bedarf es wenig und wer froh ist, ist ein König
Horch, was kommt von draußen rein
Jeden Morgen geht die Sonne auf
Geh' aus mein Herz und suche Freud

Liedtexte können vergrößert kopiert zum Mitlesen ausgegeben werden. Nach dem Begrüßungslied wird ein Gegenstand herumgereicht, damit die Teilnehmer sich auch gegenseitig wahrnehmen. Dies kann ein Ball, ein Wollknäuel, ein Luftballon sein oder auch ein Gegenstand, der zum Thema der Stunde passt. Dabei kann dann auch die Begrüßung des Nachbarn stattfinden.

Nach dieser Runde wird ein Bewegungslied vorgeschlagen. Singen ist im Alter auch deshalb vorteilhaft, weil es eine tiefere Atmung begünstigt. Außerdem spielt der Rhythmus eine große Rolle. Rhythmus ist ein Urelement. Denken wir nur an die Worte Lebensrhythmus, Biorhythmus, Herzrhythmus...

Manchem fällt es im Alter sehr schwer, sich zu bewegen. Wird jedoch ein Rhythmus vorgegeben, z.B. durch eine Melodie und Klatschen, bereitet das Mitmachen den meisten große Freude.

Vorschlag für ein Bewegungslied:
„Wir sind noch recht faul"
(Melodie: „Da ob'n auf dem Berge"
Berliner Lieder, Voggenreither Verlag Bad Godesberg)

1. Wir sind noch recht faul und sitzen müde im Kreis,
   doch mit der Gymnastik, da wird uns schon heiß.

   Refrain:
   Nach vorne, nach hinten, nach links und nach rechts,
   nach oben nach unten, das ist gar nicht schlecht.
   Holladihi, holladiho, holladihossasa, holladiho.

2. Denn für unsern Kreislauf ist Gymnastik stets gut,
   sie bringt uns in Schwung und schafft frisches Blut.

   Refrain

3. Wir heben die Beine, wir strecken den Arm,
   und heben die Schultern, dann wird uns schon warm.

   Refrain

4. Jetzt geht's uns schon besser und alle machen mit.
   Wir sind nicht mehr müde und fühlen uns fit.

   Refrain

   (Text entnommen aus: „Musik erleben und gestalten mit
   alten Menschen" von Heidrun Harms/Gaby Dreischulte Urban
   Fischerverlag München 1995)

Vor Beginn des Liedes wird ein Seil, ein langes Gummiband oder eine Zauberschnur an die Teilnehmer gegeben. Jeder hält sich daran fest, die Hände liegen auf dem Schoß. Beim Refrain werden die Arme zur Mitte nach oben bewegt, dann zurück, nach oben, nach unten und zurück. Bei holladihi usw. wird geschunkelt.

Vers drei muss etwas langsamer gesungen werden, damit die Beine und Arme nacheinander nach oben gestreckt werden können. Nach diesen immer wiederkehrenden Einstiegselementen wird mit dem Thema begonnen. Legen Sie die mitgebrachten Gegenstände auf den Tisch. Achten Sie darauf, dass Sie alle Teilnehmer immer wieder mit dem Namen ansprechen.

Lassen Sie die Teilnehmer die mitgebrachten Gegenstände „begreifen", und erklären und ermutigen Sie sie zu erzählen, was sie noch dazu wissen. Den Gesprächseinheiten kommt eine besondere Bedeutung zu, weil sie Übungen für Wortfindung, Assoziation, Überlegungsfragen, Reproduktion, Konzentration und Merkfähigkeit beinhalten.

Über die Sinne sind die demenziell veränderten Menschen oft noch sehr gut zu erreichen. Deshalb sollte eine Sinnesübung nie fehlen: z.B. etwas betrachten, fühlen, riechen, hören oder schmecken. Dies soll nicht länger als 15 - 20 Minuten in Anspruch nehmen, da die Aufmerksamkeit in der Regel nicht länger aufrecht erhalten werden kann.

Den Abschluss bildet dann wieder ein festgelegtes Lied, z.B. „Auf Wiedersehn, auf Wiedersehn, bleib nicht so lange fort. Denn ohne dich ist's halb so schön, auf Wiedersehn bis bald."

Nach jeder Trainingseinheit sollten Sie sich Notizen über den Verlauf der Stunde machen. Was war gut, was war zu schwer/leicht? Sollte das Thema bald wiederholt bzw. weiter vertieft werden? Was hat den Teilnehmern am meisten Freude bereitet? (Evaluation). Der restliche freie Platz auf den Seiten kann gut für eigene Ideen und Anregungen verwandt werden.

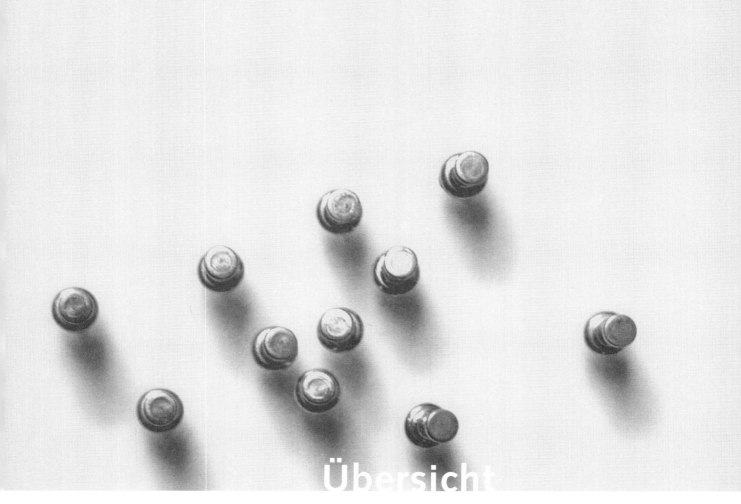

Übersicht

über die Trainingseinheiten

- 16 Einkaufen
- 18 Die Farbe Gelb
- 20 Flaschen
- 22 Hände
- 24 Alte Kinderspiele
- 26 Kleider machen Leute
- 28 Kochen einer Gemüsesuppe
- 30 Kräuter
- 32 Küchenarbeiten zu Omas Zeiten
- 34 Arbeiten auf dem Lande
- 36 Nähkästchen
- 38 Parfüm
- 40 Alles, was Räder hat
- 42 Reisen
- 44 Schokolade
- 46 Schuhe
- 48 Haustiere
- 50 Vögel
- 52 Wäsche waschen
- 54 Runde Sachen

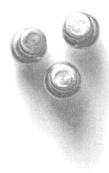

Einkaufen

Mitzubringen sind:
- Lebensmittel, wie z.B. Mehl, Zucker, Obst, Wurst, Schokolade, Nudeln, Milchreis, Brühreis, Brot, Brötchen, Milch, Butter usw...
- Eine alte Küchenwaage (möglichst mit Gewichten)
- Papier zum Tütenfalten, Spitztüte und normale Tüte
- Milchkanne, Einkaufsnetz, Korb, Tasche, Geldbeutel
- Zauberschnur
- Tischdekoration: alte Küchenwaage, Gewichte oder Einkaufstasche, Geldbeutel

Begrüßungslied

Begrüßung der Gruppe:
Der Reihe nach begrüßt jeder Teilnehmer zuerst seinen Nachbarn, wobei ein Geldbeutel weiter gereicht wird.

Bewegungslied:
„Wir sind noch recht faul und sitzen müde im Kreis…"

Einstieg zum Thema:
Nacheinander alle mitgebrachten Lebensmittel auf den Tisch legen.

Anregungen zum Gespräch:
- Wie und wo gingen Sie früher einkaufen?
- Wo kann man diese Dinge kaufen? Metzger, Bäcker, Supermarkt, „Tante-Emma-Laden"?
  Die Teilnehmer können diese Dinge auch entsprechend dem Lebensmittelgeschäft zuordnen.
- Unterschiedliche Tütenformen können herumgereicht werden.
- Welche Lebensmittel wurden früher darin verpackt?
  Mehl und Zucker wurden z.B. in Spitztüten verkauft.
- Wie wurde Obst und Gemüse früher verpackt?
- Wer möchte, kann etwas Mehl oder Zucker abwiegen.
  Kennen Sie noch die Gewichte und Maßeinheiten?
  Wie viel Gramm sind ein Kilo, Pfund usw.
  Was ist schwerer, ein Päckchen Butter oder ein Apfel?
  Als Beispiel mit den Händen und einer Waage nachwiegen.

- Was kostete früher ein Brötchen, ein Brot?
- Was können wir aus diesen mitgebrachten Lebensmittel zubereiten?
- Wie brachten Sie Ihre eingekauften Dinge nach Hause?

Zum Ausklang:
Wenn noch Zeit ist, könnte man „seinen" Einkauf mit der „Straßenbahn" nach Hause bringen.
Tanz im Sitzen des Bundesverbandes Seniorentanz:
„Die kleine Schaffnerin"

Abschlusslied:
„Auf Wiedersehn, auf Wiedersehn…"

Weitere Möglichkeiten:
- Zu Beginn der Stunde wählt jeder Teilnehmer ein Lebensmittel aus – diese werden wieder in den Korb zurück gelegt, am Ende der Stunde nochmals erfragt, welches Lebensmittel jeder in seinen Händen hatte.
- Eventuell kann ein Teilnehmer für Pfannkuchen oder Gemüsesuppe einen Einkaufszettel schreiben (evtl. in „alter Schrift"), der dann im Aufenthaltsraum aufgehängt wird.
- Wenn die Teilnehmer nicht mehr schreiben können, ist es auch möglich, Lebensmittel aus Werbeblättern auszuschneiden, auf ein Papier zu kleben und dann selbst zu beschriften.

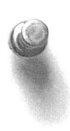

Die Farbe Gelb

Mitzubringen sind:
- Gelbe Luftballons
- Großer Bogen Farbkarton, Stifte
- Gelbe Gegenstände:
  Knöpfe, Zitronen, Bananen, Servietten, Blumen…
- Kleiner Teller, Kaffeelöffel oder Gabel
- Gelbe Blumen zum Ausschneiden
- Zauberschnur
- Tischdekoration: Gelbe Tischdecke, gelbe Kerze

Begrüßungslied

Begrüßung in der Gruppe:
Der Reihe nach begrüßt jeder Teilnehmer seinen Nachbarn und reicht einen gelben Luftballon oder einen anderen gelben Gegenstand weiter.

Bewegungslied:
„Wir sind noch recht faul und sitzen müde im Kreis…"

Einstieg zum Thema:
Je nach Gruppenstruktur können die mitgebrachten Gegenstände gezeigt werden oder die Aufzählungen der gelben Dinge in der Runde aufgeschrieben werden.
(Fotokarton / Stifte)

Anregungen zum Gespräch:
- Welche Gegenstände können eine gelbe Farbe haben?
  Knöpfe, Kleider, Schuhe, Kerze, Serviette, Tischdecke, Geschenkpapier…
- Welche Blumen blühen gelb? Primeln, Osterglocken, Ginster…
- Welche Farbe ist Ihre Lieblingsfarbe?
- Welche Früchte sind gelb? Bananen, Ananas, Zitronen…
- Kennen Sie ein Auto mit gelber Farbe?

Lied:
Welches Lied können wir zum Thema „Gelb" singen?
Evtl. zum besseren Erkennen die Melodie summen.
„Hoch auf dem gelben Wagen"

Sinnesübung:
Zitrone, Banane und Ananas in Scheiben oder Stückchen
schneiden und zum Riechen und Schmecken austeilen.
Einfache gelbe Blumen ausschneiden.

Zum Ausklang:
Jeder kann seine ausgeschnittene Blume den anderen Teilnehmern
zeigen und später mitnehmen.
(Evtl. zu unserem Lied in beiden Händen hin und her bewegen.)

Abschlusslied:
„Auf Wiedersehn, auf Wiedersehn..."

Weitere Möglichkeiten:
- Mitgebrachte Bilder z.B. Osterglocken, Zitronen.
- Servietten, Blümchenstoff... zu einer Collage aufkleben
- Gymnastik im Sitzen mit gelbem Luftballon
- Eine Sonne mit vielen Krepppapierkugeln auskleben
  Auch für Sehbehinderte gut geeignet
- Zitronenteegetränk herstellen (Zucker bereit halten,
  Diabetiker beachten)

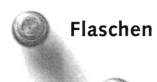

Flaschen

Mitzubringen sind:
- Flaschen verschiedenster Art: Milchflasche, Babyflasche, Plastikflasche, Weinflasche, Bierflasche, Parfümflasche, usw.
- Flaschen mit verschiedenen Verschlüssen: z.B. Korken, Kronkorken, Drehverschlüsse usw.
- Verschiedene Flaschenöffner
- Zauberschnur
- Tischdekoration: verschiedene Flaschendeckel, Korkenöffner

Begrüßungslied

Begrüßung in der Gruppe:
Jeder Teilnehmer begrüßt seinen Nachbarn in der Gruppe und gibt dabei einen Korken weiter.

Bewegungslied:
„Wir sind noch recht faul und sitzen müde im Kreis…"

Einstieg zum Thema:
Die Flaschen werden auf den Tisch gestellt und jeder Teilnehmer kann sich eine davon nehmen. Zunächst bekommen alle Gelegenheit zum Betrachten ihrer Flasche. Dazu kann erzählt werden, ob sie diese Flasche kennen und wie der Inhalt der Flasche heißen könnte.

Anregungen zum Gespräch:
- Was können wir alles in Flaschen kaufen?
- War das immer so? Denken Sie an Milch, Wein…
- Wie nennt man den Zettel auf der Flasche?
- Was haben Sie früher in Flaschen selbst abgefüllt?
- Wie soll man Flaschen aufheben / lagern?
- Gab es früher auch Plastikflaschen?
- Welche Flaschenverschlüsse waren Ihnen am liebsten?
- Welche gingen am leichtesten auf?

Spiel:
Flasche drehen
Viele kennen dieses Spiel wahrscheinlich aus der Kindheit.
Damals stellte derjenige, der die Flasche drehte, eine Frage, und der, auf den der Flaschenhals zeigte, musste die Frage beantworten.

Heute dreht der/die Gruppenleiter/in die Flasche und hält eine andere Flasche in der Hand. Der TN, auf welchen der Flaschenhals zeigt, sagt, was man in diese Flasche füllen kann und wozu es gebraucht wird.

Zum Ausklang:
Alle Teilnehmer versuchen jetzt, verschiedene Flaschenverschlüsse zu öffnen und zu schließen.

Abschlusslied:
„Auf Wiedersehn, auf Wiedersehn..."

Weitere Möglichkeiten:
- Fingerübungen mit Korken:
  Rhythmus klopfen am Tisch mit Korken – über den Tisch rollen
  Korken zwischen zwei Fingern halten im Wechselspiel der Finger
- Volle Flaschen mit Seidenpapier bekleben als Geschenk
- Flaschen lustig verzieren z.B. als Mann/Frau zum Verschenken

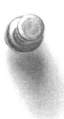

Hände

Mitzubringen sind:
- verschiedene Handschuhe, aus Wolle, Leder, Angora, evtl. Fingerpuppen
- Handtasche, Handcreme, Handtuch
- Bogen aus Fotokarton, Stifte
- Kleine Gymnastikbälle oder Noppenbälle
- Zauberschnur
- Tischdekoration: Handtuch, Handcreme, Nagelfeile, Nagellack

Begrüßungslied

Begrüßung in der Gruppe:
Die einzelnen Teilnehmer begrüßen sich zuerst gegenseitig mit Handschlag. Danach fassen sich alle an den Händen. Es kann dabei das Anfangslied wiederholt oder die erste Strophe eines bekannten Liedes gesungen werden.

Bewegungslied:
„Wir sind noch recht faul und sitzen müde im Kreis..."

Einstieg zum Thema:
Hände anschauen und beschreiben, wie sie aussehen.
Die Hände des Nachbarn ansehen,
spüren: hat er kalte oder warme, weiche oder raue Hände.

Anregungen zum Gespräch:
- Was können wir mit unseren Händen alles machen?
  Viele Tätigkeiten aufzählen und aufschreiben.
- Bei welchen Gelegenheiten haben Sie früher Handschuhe getragen?
- Haben Sie früher auch Schattenfiguren mit den Händen an die Wand geworfen?
- Kennen Sie noch Fingerspiele aus Ihrer Kindheit?
- Bei welchen Arbeiten schmerzten Ihre Hände?
- Wenn Sie kalte Hände hatten, was haben Sie dann gemacht?
  z.B. Hände gerieben, am Ofen gewärmt, in den Muff gesteckt...

- Mit Noppenbällen Gymnastik am Tisch
  - Rollen zwischen beiden Händen
  - auf dem Tisch, mit der rechten Hand dann links
  - dann mit beiden Händen
  - Bälle dem Nachbarn zurollen
- Im Gespräch einfache Redewendungen sammeln:
  Eine Hand wäscht die andere.
  Es muss Hand und Fuß haben.
  Von der Hand in den Mund leben.

Zum Ausklang:
Zum Ausklang dieses Teils cremt sich jeder Teilnehmer die Hände mit einer guten Handcreme ein. Die Teilnehmer können sich auch gegenseitig die Hände eincremen.

Abschlusslied:
„Auf Wiedersehn, auf Wiedersehn....."

Weitere Möglichkeiten:
- Handtücher falten, Binden wickeln
- Aus einer Linsenwanne nimmt jeder ein verstecktes Kleinteil heraus. z.B. Muschel, Würfel, Löffel...
- Mit Knetwachs (sehr angenehm für die Hände) z.B. Kugel, Apfel, Tier modellieren
- Tastmemory aus Blechdeckeln (Schraubverschlüsse von Gläsern bekleben) mit verschiedenen Materialien (Stoff, Kork, Schmirgelpapier, usw.) herstellen: Gleiche Materialien erfühlen und zuordnen
- Nägel lackieren nach Wunsch einer Teilnehmerin – stärkt das Selbstwertgefühl im Alter
- Bild betrachten: Die „betenden Hände" von Dürer, oftmals auch als Tastbild aus Kupfer erhältlich

Alte Kinderspiele

Mitzubringen sind:
- Verschiedene alte Spielsachen, z.B. Kreisel, Klicker, Ball, Hüpfseil, Holzwürfel, Puppen, Papierpuppen mit Anziehkleidern, Seifenblasen, Kaleidoskop, mechanisches Spielzeug, Flohspiel
- Zauberschnur
- Tischdekoration: Holzwürfel, Kreisel, Hüpfseil, Kaleidoskop

Begrüßungslied

Begrüßung in der Gruppe:
Jeder Teilnehmer begrüßt seinen Nachbarn und gibt dabei einen Holzwürfel weiter.

Bewegungslied:
„Wir sind noch recht faul..."

Einstieg zum Thema:
Die mitgebrachten Spielsachen werden nacheinander auf den Tisch gelegt. Jeder Teilnehmer kann darüber erzählen und die verschiedenen Spielsachen ausprobieren.

Anregungen zum Gespräch:
- Welche Spielsachen hatten Sie als Kind?
- Was war Ihr Lieblingsspiel? Was konnten Sie am besten?
- Was haben Sie ganz oft gespielt? Wie wurde es gespielt?
- Können Sie heute noch Kreisel spielen?
- An welche Kinderspiele und Spiellieder erinnern Sie sich noch?
  (Lauf- und Fangspiele, Abzählverse, Ball-, Pfänder-, Ratespiele, Versteckspiele und „Blinde Kuh", „Räuber und Gendarm", Kinderreime, Fingerspiele u.a.)

Zum Ausklang ein Spiel:
Flohspiel ausprobieren mit einem Blechteller in der Mitte – jeder Treffer wird hörbar! Kreisel drehen, ist eine gute Fingerübung und stärkt die Konzentration.

Abschlusslied:
„Auf Wiedersehn, auf Wiedersehn..."

Weitere Möglichkeiten:
- Bunte Perlenkette auffädeln
- Holzpuzzle legen, Märchenbildwürfel ordnen
- Puppenzöpfe flechten aus Wolle für kleine Weichpuppen
- Himmel und Hölle (Muster auf Papier aufzeichnen und am Tisch spielen)
- Aus alten Holzbausteinen etwas bauen; jeder Teilnehmer für sich
- Anziehpuppen mit verschiedenen Kleidern ausstatten
- Mechanisches Spielzeug aufziehen; z.B. Musikspieluhr zuhören, einen pickenden Hahn beobachten
- Aus einer Linsenwanne Kleinteile herausfischen (Muschel, Würfel, Löffel,...)
- Abzählreime aufschreiben zum Lesen (Großschrift!)

Literatur:

Gisela Dürr, Martin Steinhofer: „Schöne alte Kinderspiele", Sonderdruck Weltbildverlag

Johanna Woll: „Alte Kinderspiele" Ulmer Taschenbuch, Stuttgart, ISBN 3-8001-6896-0

Kleider machen Leute

Mitzubringen sind:
- Verschiedene Kleidungsstücke von Frauen, Männern und Kindern, z.B. Hut, Schal, Kleid, Rock, Pullover, Hose, Jacket, Schlips, Schmuck, usw.
- Kittelschürze, Küchenschürze
- „Angezogene" Anziehpuppe
- Aus Katalogen ausgeschnittene Abbildungen von Kleidungsstücken und vorbereitete Wortkarten mit den dazugehörigen Bezeichnungen
- Fotokarton, Klebstoff, Scheren für die Gruppe
- Zauberschnur
- Tischdekoration: Hut, Schal, Mütze, Handschuhe

Begrüßungslied

Begrüßung in der Gruppe:
Die Teilnehmer begrüßen sich reihum und geben dabei einen Hut weiter, den sie sich oder dem Nachbarn auch kurz aufsetzen können.

Bewegungslied:
„Wir sind noch recht faul und sitzen müde im Kreis....."

Einstieg zum Thema:
Die mitgebrachten Kleidungsstücke werden einzeln gezeigt und dann auf den Tisch gelegt. Dabei wird besprochen, wer solch ein Kleidungsstück bei welcher Gelegenheit trägt.

Anregungen zum Gespräch:
- Wie sah Ihr Lieblingskleid aus und welche Farbe hatte es?
- Welche Kleiderfarbe tragen Sie heute gern?
- Haben Sie früher Kittelschürzen getragen?
  Nur im Haus oder auch zum Einkaufen?
  Trugen Sie bei der Hausarbeit immer eine Schürze?
- Haben Sie gerne enge Kleider getragen?
- Wie lang mussten Ihre Röcke sein?
- Durften Sie als Mädchen auch Hosen tragen?
- Trugen Sie auch gerne einen Hut?
- Bei welcher Gelegenheit trugen Sie Schmuck?
- Welche Farben hatten Ihre Krawatten?

Lied:
Grün, grün, grün sind alle meine Kleider.
Grün, grün, grün ist alles was ich hab,
darum lieb ich alles, was so grün ist,
weil mein Schatz ein Jäger ist.

Weitere Strophen sind: Rot = Feuerwehrmann, Weiß = Doktor, Schwarz = Schornsteinfeger

Oder „Mein Hut der hat drei Ecken"

Zuordnen:
Aus Katalogen ausgeschnittene Kleidungsstücke werden aufgeklebt und mit Namenskarten versehen.

Zum Ausklang:
Jeder Teilnehmer zeigt „sein" Bild. Bilder werden im Bewohnerzimmer aufgehängt oder gestalten den Aufenthaltsraum.

Abschlusslied:
„Auf Wiedersehn, auf Wiedersehn..."

Weitere Möglichkeiten:
- Stoffe fühlen, bestimmen lassen und erfragen, was man aus dem entsprechenden Stoff nähen kann.
- Einen Knopf annähen lassen, für die Damen in der Runde. Herren können einen Schlips binden.
- Bekleidungstücke aus einem Katalog ausschneiden, ein Puzzle herstellen und die Teilnehmer zusammensetzen lassen. Die Menge der Puzzleteile bestimmt die Gruppenstruktur.
- Verkleidungsspiel mit Hut (Spiegel mitbringen)
- Inhalt einer Schmuckschatulle betrachten
- Anziehpuppe ankleiden

Bezugsquelle der Anziehpuppen:
MANUFAKTUM, Hiberniastraße 5, 45731 Waltrop

Kochen einer Gemüsesuppe

Mitzubringen sind:
- Alle Zutaten, die für das ausgewählte Gericht notwendig sind, einschließlich der benötigten Haushaltsgeräte (auch Herdplatte)
- Dampfkochtopf ist ratsam
- Teller, Besteck
- Eine Waschschüssel mit Wasser, ein Handtuch
- Zauberschnur
- Tischdekoration: Kochtopf, Reibe, Holzbrett, Topflappen

Hinweis: Falls nicht genügend Zeit vorhanden ist, kann die Suppe schon vorher gekocht werden, damit die Teilnehmer auch probieren können, was sie „trocken" gekocht haben.

Begrüßungslied

Begrüßung in der Gruppe:
Eine Schüssel mit Wasser wird herumgereicht, um die Hände zu reinigen, ebenso ein Handtuch zum Abtrocknen.

Bewegungslied:
„Wir sind noch recht faul und sitzen müde im Kreis..."

Einstieg zum Thema:
Der Reihe nach begrüßt jeder Teilnehmer seinen Nachbarn und gibt einen Kochlöffel weiter.

Anregungen zum Gespräch:
- Was brauchen wir, um eine Gemüsesuppe zu kochen? Gemüsesorten, die genannt werden und vorhanden sind, auf den Tisch legen – Holzbretter und Messer verteilen; Gemüse zuteilen, schälen und klein schneiden.
- Welches Gemüse haben Sie zu Suppe gekocht?
- Hatten Sie Gemüse im Garten?
- Welches Gemüse haben Sie oft gekocht?
- Wie lange muss Gemüse kochen – was muss man beachten?

Kochgut aufsetzen, dabei das Gespräch weiterführen.

- Wo und wann wird das Gemüse gepflanzt und geerntet?
- Wie werden die Gemüse gelagert und haltbar gemacht?
- Haben Sie auch Kraut geschnitten und Bohnen eingelegt?

Danach wird gemeinsam der Tisch gedeckt. Den Höhepunkt bildet das Essen der Suppe.

Zum Ausklang:
Geschirr zusammen stellen, Tisch abwischen, einzelne Bewohner können abspülen und abtrocknen.

Abschlusslied:
„Auf Wiedersehn, auf Wiedersehn..."

Weitere Möglichkeiten:
- Sollten Sie keine Möglichkeit zum Kochen haben, können Sie auch „trocken kochen". Hierzu schneiden Sie aus Lebensmittelprospekten alle möglichen Lebensmittel aus und kleben sie auf Kärtchen.
(Idee von Frau Schmidt-Hackenberg „Wahrnehmen und Motivieren")
Legen Sie alle Kärtchen auf den Tisch, lassen Sie die Teilnehmer heraussuchen, was man für eine Gemüsesuppe braucht und unterhalten sich dann darüber, wie sie gekocht wird. Eine gelungene Überraschung ist dann die zuvor angefertigte Gemüsesuppe.
- Apfelmus herstellen
- Eintopf nach leckerem Rezept kochen

Kräuter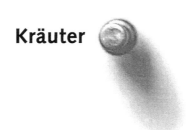

Mitzubringen sind:
- verschiedene Kräuter z.B. Petersilie, Schnittlauch, Kerbel, Borretsch, Sauerampfer, Pfefferminze, Zitronenmelisse, Waldmeister, usw.
- Wenn keine frischen Kräuter zur Verfügung stehen, können auch getrocknete Kräuter oder Bilder von Kräutern verwendet werden.
- Schüssel, Holzbretter, Küchenmesser, Salz, Pfeffer und Brot
- Zauberschnur
- Tischdekoration: Kräutertopf: Petersilie, Schnittlauch, Salbei

Begrüßungslied

Begrüßung in der Gruppe:
Der Reihe nach begrüßt jeder seinen Nachbarn und reicht einen Bund Petersilie weiter.

Bewegungslied:
„Wir sind noch recht faul und sitzen müde im Kreis...."

Einstieg zum Thema:
Nacheinander werden Kräuter herumgereicht – oder Bilderkarten von Kräutern.

Anregungen zum Gespräch:
- Haben Sie früher selbst Kräuter im Garten gepflanzt?
- Welche Kräuter haben Sie in der Küche verwendet?
- Was kann man mit den Kräutern alles machen?
  (Salatsoße, Kräuterquark, Grüne Soße, Fleisch würzen, Kräuterkartoffeln, Gewürzgurken, Kräuteröl, Kräuterbad, Kräutercreme, Kräuterbutter, Kräuterkissen und -säckchen, Kräuterbonbon, Kräuterschnaps, Dekorationen...)
- Welche Kräuter kommen in die Grüne Soße? (Petersilie, Kerbel, Schnittlauch, Kresse, Pimpernelle, Sauerampfer, Borretsch)
  Die Grüne Soße ist eine Frankfurter Spezialität, welche schon von J. W. Goethe sehr geschätzt wurde. Es gibt jedoch auch Beschreibungen, die sagen, dass die Grüne Soße erst Mitte des 19. Jahrhunderts auftauchte, also niemals von Goethe gegessen wurde. Er starb 1832.
- Haben Sie früher schon selbst Kräuterquark oder -butter hergestellt?

- Kräuter verteilen und bestimmen lassen, dann mitgebrachte Kräuter klein schneiden, unter den Quark rühren und auf dem Brot zum Probieren verteilen.

Zum Ausklang:
Jeder Teilnehmer kann sich einen Kräuterzweig zum Mitnehmen aussuchen.

Abschlusslied:
„Auf Wiedersehn, auf Wiedersehn..."

Weitere Möglichkeiten:
- Kräuter schneiden und in der Gruppe Kräuterbutter für das Abendbrot herstellen
- Kräutertee aufbrühen und trinken (Melisse, Kamille...)
- Kräuter in Töpfen oder Kistchen einpflanzen und mit Namen versehen – können sehr schön den Aufenthaltsraum schmücken.
- Kräuterbilder aufhängen und groß beschriften

Bildmaterial aus:
„Kochen mit Kräutern", Brigitte edition

Küchenarbeiten zu Omas Zeiten

Mitzubringen sind:
- Bilder von einer „alten Küche" (DIN A 4 Größe oder Plakat)
- Kaffeemühle, Milchkanne, alte Kochtöpfe, Sahnequirl, Kaffeebohnen, Sahne, Zucker, Tassen (altes Porzellan!), Silberlöffel, Wasserkocher, Kaffeelöffel, Kaffeefilter, Filtertüten
- Tischdekoration: Drei alte Gegenstände aus der Küche, alte gestickte Tischdecke auflegen

Begrüßungslied

Begrüßung in der Gruppe:
Der Reihe nach begrüßt jeder seinen Nachbarn und reicht den Silberlöffel weiter.

Bewegungslied:
„Wir sind noch recht faul und sitzen müde im Kreis..."

Einstieg zum Thema:
Bilder von der alten Küche an jeden Teilnehmer verteilen.

Anregungen zum Gespräch:
- Erinnern Sie sich noch an die Küche Ihrer Oma?
- Wie sah der Herd aus?
- Wie wurde „Feuer" gemacht?
- Wo standen die Teller?
- Welche Töpfe hatte Ihre Oma?
- Wo war das Salzfass?
- Kennen Sie noch den alten Spülstein?
- Wie wurde das Wasser heiß gemacht?
- Haben Sie auch Brot gebacken?
- Wer hat den Kaffee gemahlen?
- Wie wurde Sahne geschlagen?
- Haben Sie auch Butter gestoßen?
- Wie wurde früher der Boden geputzt?
- Trugen Sie eine Kleiderschürze?

Wir möchten uns einen Kaffee nach Omas Art kochen und mit Sahnehäubchen verzieren.
• Wer möchte Kaffee mahlen?
• Wer kann die Sahne mit dem Quirl schlagen?
Der Kaffee wird aufgebrüht, eingegossen, mit Sahnehäubchen verziert und verteilt. Zu jeder Tasse gehört ein Silberlöffel zum Umrühren.

Ausklang:
Kaffeetrinken mit Sahne aus alten Porzellantassen.

Abschlusslied:
„Auf Wiedersehn, auf Wiedersehn..."

Weitere Möglichkeiten:
- Küchengeräusche erraten, nach CD des Bundesverbandes
- Alte Kochbücher mitbringen
- Handgeschriebenes Rezeptbuch anschauen
- Altes Rezept in alter Schrift schreiben und vergrößern (Plakat)
- alte Küchenschürze betrachten, wie wurde sie früher genäht?
- Kraut schneiden mit dem Krautschneidebrett
- Alte Küchengeräte betrachten
- Brot backen

Literatur:
„Vergessene Haushaltstechniken"
von John Seymour, ISBN 3-332-01058-1
Urania Verlag Berlin 1999

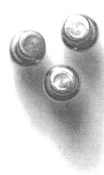

Arbeiten auf dem Lande

Mitzubringen sind:
- Postkarten, Fotografien oder Bilder vom Leben in früheren Jahren
- Reisigbesen, Kochbehälter, Butterbrotbehälter, Holzscheit, Korb, Milchkanne, kleine Rechen
- Vorbereitete kleine Brotzeit für alle – eingewickelt als Überraschung
- Zauberschnur
- Tischdekoration: Alle mitgebrachten Gegenstände auf den Tisch legen

Begrüßungslied

Begrüßung in der Gruppe:
Der Reihe nach begrüßt jeder seinen Nachbarn und reicht den Butterbrotbehälter weiter.

Bewegungslied:
„Wir sind noch recht faul und sitzen müde im Kreis..."

Einstieg zum Thema:
Gespräch über die mitgebrachten Dinge: alter Brotkorb, kleiner Rechen, Milchkanne

Anregungen zum Gespräch:
- Wann sind Sie früher aufgestanden?
- Wer hat Feuer gemacht? Wer hat Holz gehackt?
- Wann ist man auf's Feld gefahren oder sind Sie zu Fuß gegangen?
- Welche Arbeiten waren zu verrichten?
  Haben Sie auch geholfen, Kartoffeln aufzulesen? Heu zu wenden?
  (Betrachten der mitgebrachten Bilder)
- Wer machte die „Brotzeit"? Wer brachte sie aufs Feld?
- Wie lange dauerte ein Arbeitstag? Wer hat alles mitgeholfen?
- Gab es schon Maschinen?
- Welche Arbeiten haben Ihnen als Kind Spaß gemacht?
- Mussten Sie Kühe hüten? Schweine und Hühner füttern?

Zum Ausklang:
Alle packen ihre kleine Brotzeit aus.

Abschlusslied:
„Auf Wiedersehn, auf Wiedersehn..."

Weitere Möglichkeiten:
- Geräusche von Kühen, Schweinen, Katze, Hofhund einblenden
- Bilder vergleichen, die das Arbeiten auf dem Land zeigen; im Winter, Frühjahr, Sommer, Herbst je nach der entsprechenden Jahreszeit
- Kartoffelernte als weiterführendes Gespräch

Literatur:
Georg Eurich: „Fotografien aus dem Dorfleben in den 50er Jahren", Wartberg Verlag, Gudensberg-Gleichen, 1998, ISBN 3-86134-108-5

30 Postkarten „Dorfleben in den 50er Jahren", Wartberg Verlag, Gudensberg-Gleichen, 1997, ISBN 3-86134-314-2

Bilderbuch: „Erzähl mal wie es früher war", Rettich/Ravensburg 1982

Nähkästchen

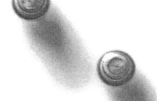

Mitzubringen sind:
- Nähkästchen, Gummiband, Garnrolle, Stopfpilz, Stopfei, Twist, Fingerhut, Knöpfe, Schere, Nähnadel, Stopfnadel, Maßband, Socken mit Loch, Stoff, Reißverschluss, Haken und Ösen usw.
- Schön gestopfter Socken
- Zauberschnur
- Tischdekoration: Nähkästchen

Begrüßungslied

Begrüßung in der Gruppe:
Die Teilnehmer begrüßen sich nacheinander in der Runde und geben einen Stopfpilz oder ein Stopfei weiter.

Bewegungslied:
„Wir sind noch recht faul und sitzen müde im Kreis..."

Einstieg zum Thema:
Das Nähkästchen wird auf den Tisch gestellt und geöffnet.

Anregungen zum Gespräch:
- Kennen Sie diesen Gegenstand?
- Kennen Sie die Redensart „aus dem Nähkästchen plaudern"?

Nach und nach werden die Utensilien aus dem Nähkästchen genommen und herumgereicht.

- Welche Knöpfe gefallen Ihnen?
- Können Sie gut einfädeln?
- Welches Garn haben Sie gerne benutzt?
- Konnten Sie mit dem Fingerhut nähen?
- Haben Sie Ihren Namen in die Wäsche gestickt?
- Welche Stiche kennen Sie noch?
- Haben Sie früher auch Knopflöcher selbst genäht?
- An welchen Kleidungsstücken hatte man Haken und Ösen?

Ein Knopfkorb wird herumgereicht, jeder Teilnehmer sucht sich zwei schöne Knöpfe aus.

- Wer möchte aus der Runde der Bewohner das Loch im Socken stopfen oder Knöpfe annähen?
- Wie geht das Sprichwort weiter?
  Langes Fädchen..., Eher geht ein Kamel...

Zum Ausklang:
Zum Ausklang schön gestopften Socken oder ein Stoffstück mit angenähten Knöpfen herum reichen.

Abschlusslied:
„Auf Wiedersehn, auf Wiedersehn..."

Weitere Möglichkeiten:
- Knöpfe sortieren, gleiche Knöpfe heraussuchen
  (wie beim Memoryspiel: Schälchen mit Knopfpaaren vorbereiten)
- Knopfbild in Gemeinschaftsarbeit erstellen; wer will, näht ein paar schöne Knöpfe an.
- Flicken aufsetzen – einfache Stiche ausprobieren
- Flechten von Schnüren, Kordeln drehen oder häkeln
- Bilder aus Schnüren kleben

Parfüm

Mitzubringen sind:
- Taschentuch, das mit 4711 beträufelt ist, und Fächer
- Verschiedene Parfümflakons, möglichst auch „Toska" und „Uralt Lavendel"
- Rasierwasser „Pitralon" After Shave
- Verschiedene Papierrosen herstellen
- Zauberschnur
- Tischdekoration: Papierserviettenrosen, Parfümflakons, Fächer
Vorsicht, nicht zu viele Düfte!

Begrüßungslied

Begrüßung in der Gruppe:
Der Reihe nach begrüßt jeder seinen Nachbarn und reicht dabei eine aus einer Papierserviette hergestellte Rose herum.
(Rose wurde vorher mit etwas 4711 beträufelt)

Bewegungslied:
„Wir sind noch recht faul und sitzen müde im Kreis..."

Einstieg zum Thema:
Zunächst werden die mitgebrachten Parfümflakons auf den Tisch gestellt. Währenddessen kreist eine Rosenserviette mit Duft und die Teilnehmer sollen das Parfüm riechen und benennen.

Anregungen zum Gespräch:
- Bei welcher Gelegenheit haben Sie Parfüm benutzt?
- Wann bekamen Sie Ihr erstes Parfüm geschenkt und von wem?
- An welche Stelle haben Sie das Parfüm getupft?
- Welche Parfüm-Namen sind Ihnen bekannt?

Um den Unterschied zu erkennen, können die Teilnehmer auch an zwei Fläschchen abwechselnd riechen.
Wird es mit den Düften zu viel, kann mit einem Fächer frische Luft zugefächelt werden.

Zum Ausklang:
Jeder Teilnehmer bekommt eine fertige Papierservietten-Rose mit dem Parfüm, welches ihm/ihr am besten gefallen hat.

Abschlusslied:
„Auf Wiedersehn, auf Wiedersehn...."

Weitere Möglichkeiten:
- Ausstellen der Flakons im Glasschrank
- Schöne Werbebilder ausschneiden (muss vorbereitet sein)

Herstellung einer Papierserviettenrose:
Eine mehrlagige Papiertissueserviette wird zu einem Rechteck gelegt. Die geschlossene Seite wird etwa einen Zentimeter breit abgerissen. Nun wird die Serviette von der kurzen Seite als Ziehharmonika zusammengefaltet und dann in der Mitte geknickt.

Der abgerissene Streifen wird um das geschlossene Ende gebunden, dann werden die einzelnen Lagen der Serviette auseinander gezogen. Anstatt des abgerissenen Streifens kann man auch einen Faden verwenden.

Alles, was Räder hat

Mitzubringen sind:
- Bilder von Dingen, die Räder haben und fahren können oder auch Kinderspielzeug (Auto, Fahrrad, Dreirad, Bollerwagen, Puppenwagen, Aufziehspielzeug-Auto, usw.)
- Vorbereitete Bilderpuzzle, je 3-5 Teile nach Anzahl der Teilnehmer
- Zauberschnur
- Tischdekoration: Kinderspielzeug mit Rädern

Begrüßungslied

Begrüßung in der Gruppe:
Jeder Teilnehmer begrüßt seinen Nachbarn, wobei ein Holzauto weiter gegeben wird.

Bewegungslied:
„Wir sind noch recht faul und sitzen müde im Kreis..."

Einstieg zum Thema:
Alle mitgebrachten Dinge werden auf den Tisch gelegt.
Jeder Teilnehmer sucht sich einen Gegenstand aus und erzählt etwas darüber.

Anregungen zum Gespräch:
- Mit welchen Fahrzeugen, die Räder haben, kann man fahren?
- Konnten Sie Fahrrad fahren und hatten Sie auch selbst eines?
- Hatten Sie einen Führerschein? Vielleicht auch ein Auto?
- Wozu benutzte man einen Bollerwagen / Leiterwagen?
- Hatten Sie einen Puppenwagen und wie sah der aus?
- Haben Sie als Kind manchmal einer Wassermühle zugeschaut?
- Kennen Sie auch noch Windmühlen?
- Hatten Sie eine Märklin-Eisenbahn?

Puzzle:
Jeder Teilnehmer bekommt ein Bild in drei bis fünf Puzzleteilen.
Dieses muss er/sie zusammenlegen. (Bus, Auto, Fahrrad, Lastauto, Zug, Rollstuhl usw.)

Zum Ausklang:
Das Aufziehauto rollen sich die Teilnehmer gegenseitig zu.
(Es muss immer zurück gezogen werden, dann loslassen!)

Abschlusslied:
„Auf Wiedersehn, auf Wiedersehn..."

Weitere Möglichkeiten:
- Collage mit alten Fahrzeugen herstellen
- Lieder singen, welche Fahrzeuge besingen
    z.B. „Hoch auf dem gelben Wagen"
        „Ri – Ra – Rutsch..."

Reisen

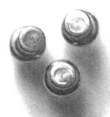

Mitzubringen sind:
- Verschiedene Landschaftsbilder, Globus, Postkartenmemory, Andenken, Deutschlandkarte, Fahrkarte, kleine Fähnchen oder Aufkleber
- Postkartenmemory für jeden Teilnehmer (von einem Bauwerk)
- Holzschuh, Schokolade, Käse, Kuhglocke, Puppe
- Ein kleiner Kinderkoffer
- Zauberschnur
- Tischdekoration: Andenken (z.B: Schwarzwaldpuppe)

Begrüßungslied

Begrüßung in der Gruppe:
Der Reihe nach begrüßt jeder Teilnehmer seinen Nachbarn, gibt eine Fahrkarte weiter und sagt, wohin er/sie gerne einmal reisen möchte oder auch schon mal war.

Bewegungslied:
„Wir sind noch recht faul und sitzen müde im Kreis..."

Einstieg zum Thema:
Bilder und Andenken werden auf den Tisch gelegt.
Jeder Teilnehmer darf sich eins aussuchen, darüber erzählen.

Anregungen zum Gespräch:
- Wohin sind Sie früher gereist?
- Wie sind Sie gereist? Wie oft verreisten Sie?
- An welche Reiseerlebnisse erinnern Sie sich?
- Welche Andenken kann man mitbringen?
- Was haben Sie sich aus dem Schwarzwald mitgebracht?
- Was aus dem Allgäu?

Spiel:
Postkartenmemory mit Landschaftsbildern oder bekannten Bauwerken. Je nach Fähigkeit der Teilnehmer kann man die Bilder verdecken oder auch offen hinlegen und jeweils ein Paar suchen.

Zum Ausklang:
Wir suchen unseren Wohnort oder Geburtsort auf der Deutschlandkarte und markieren sie mit Fähnchen oder Aufkleber.
(Evtl. mit Namen beschriften)

Abschlusslied:
„Auf Wiedersehn, auf Wiedersehn..."

Weitere Möglichkeiten:
- Koffer packen für einen Urlaub an der See oder in den Bergen
- Deutsche Spezialitäten Städten zuordnen.
  z.B. Nürnberg-Lebkuchen, Lübeck-Marzipan, Aachen-Printen
- Was kann man im Urlaub alles unternehmen?
- Urlaubsbilder ausschneiden, ein Plakat in Gemeinschaftsarbeit erstellen
- Bildbände besorgen aus den Heimatorten der Teilnehmer
- Lieder singen, in denen Orte vorkommen,
  z.B.: Tulpen aus Amsterdam, Weiße Rosen aus Athen, Bolle reiste jüngst zu Pfingsten
- Memorykarten: Können aus eigenen Fotografien, Kalenderbildern oder Ansichtskarten hergestellt werden.

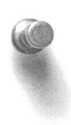

Schokolade

Mitzubringen sind:
- Verschiedene Sorten Schokolade, Kakao, Zucker, Milch, Vanillezucker, Sahne, Kochplatte, Topf, Schneebesen, alte Porzellantassen mit Untertassen, kl. Löffel
- Würfel, Schokoladenkekse, Teller
- Zauberschnur
- Tischdekoration: einige Teile der mitgebrachten Gegenstände auf den Tisch legen

Begrüßungslied

Begrüßung in der Gruppe:
Der Reihe nach begrüßt jeder Teilnehmer seinen Nachbarn, wobei er einen Teller mit Schokolade weiterreicht. Jeder Teilnehmer nimmt sich ein Stück zum Essen.

Bewegungslied:
„Wir sind noch recht faul und sitzen müde im Kreis..."

Einstieg zum Thema:
Die mitgebrachten Dinge auf den Tisch legen, wobei jeder Teilnehmer ausgiebig Gelegenheit hat, die Dinge zu betrachten.

Anregungen zum Gespräch:
- Welche Schokoladensorten kennen Sie, welche essen Sie am liebsten?
- Wann bekamen Sie früher Schokolade geschenkt? War es immer eine ganze Tafel? Mussten Sie mit Ihren Geschwistern teilen?
- Kennen Sie Firmennamen, welche die Schokolade herstellten?
- Woraus wird Schokolade hergestellt und was kann man daraus machen?
- Wofür haben Sie früher Schokolade verwendet?
- Haben Sie es fertig gebracht, Ihren Osterhasen oder Nikolaus aus Schokolade aufzuheben?
- Haben Sie gerne genascht?
- Wo haben Sie Ihre Schokolade versteckt?

Würfelspiel mit Schokolade
Eine Tafel Schokolade auswickeln und in kleine Stücke zerteilen. Wer eine 3 oder eine 6 würfelt, nimmt sich ein Stück und gibt den Würfel weiter. (Die Gruppe kann die Glückszahlen selbst bestimmen.) Beide Zahlen werden groß geschrieben neben die Schokolade gelegt. (Ausnahmen bestätigen die Regel! Freude am Spiel ist das Wichtigste!)

Heiße Schokolade
Stellen Sie mit den Teilnehmer heiße Schokolade her, wie sie früher zubereitet wurde.
35g-40g Kakao werden mit 1-2 Esslöffel Zucker (nach gewünschtem Süßegrad) trocken gemischt. Danach gibt man 1-2 Esslöffel kaltes Wasser dazu und gibt die gelöste Mischung unter ständigem Rühren mit einem Schneebesen in einen Liter kochende Milch. Einmal kurz aufkochen lassen und in Tassen verteilen. Wenn es besonders lecker sein soll, kann man noch mit Vanillezucker süßen und/oder ein Sahnehäubchen draufsetzen.

Zum Ausklang:
Alle genießen eine Tasse der heißen Schokolade, mit Sahnehaube und einem Schokoladenkeks.

Abschlusslied:
„Auf Wiedersehn, auf Wiedersehn..."

Weitere Möglichkeiten:
- Schokoladenplätzchen backen -> Teig zu Kugeln formen ist eine gute Finger und Handgymnastik.
- Altbekannten Kekskuchen (Kalter Hund) herstellen – wurde früher gerne zu Kindergeburtstagen verteilt – kann gut aufbewahrt werden.

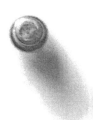

Schuhe

Mitzubringen sind:
- Neue (ungetragene) Schuhe unterschiedlichster Art, möglichst paarweise, z.B. Babyschuhe, Gummistiefel, Pumps, Badeschuhe, Sandalen, Herrenschuhe, Hausschuhe, Ballettschuhe
- Zauberschnur
- Tischdekoration: Babyschuh, Pumps, Herrenschuh (jeweils einer)

Begrüßungslied

Begrüßung in der Gruppe:
Der Reihe nach begrüßt jeder Teilnehmer seinen Nachbarn, wobei er einen besonders hübschen Schuh weitergibt.

Bewegungslied:
„Wir sind noch recht faul und sitzen müde im Kreis..."

Einstieg zum Thema:
Zunächst wird von jedem Paar Schuhe ein Teil auf den Tisch gelegt. Jeder Teilnehmer sucht sich einen Schuh heraus, beschreibt ihn und erklärt, wo man einen solchen Schuh trägt.

Anregungen zum Gespräch:
- Welcher Schuh gefällt Ihnen am besten?
- Wann hatten Sie diesen Schuh getragen?
- Können Sie sich noch an Ihre Kinderschuhe erinnern?
- Haben Sie Pfennige für Hochzeitsschuhe gesammelt?
- Wie haben Sie Schuhe geputzt?
- Haben Sie gerne Schuhe mit Pfennigabsätzen getragen?
- Kannten Sie früher Sportschuhe?
- Wie sahen Ihre Hausschuhe aus?

Erinnern:
Kennen Sie ein Märchen, in dem ein Schuh eine wichtige Rolle spielt? Märchen von Aschenputtel erzählen oder vorlesen.

Zuordnen:
Nun werden die restlichen Schuhe auf den Tisch gelegt und die Teilnehmer sollen die Paare finden.

Zum Ausklang:
„Holzschuhtanz" aus „Zar und Zimmermann" hören.

Abschlusslied:
„Auf Wiedersehn, auf Wiedersehn..."

Weitere Möglichkeiten:
- Sprichwörter und Redensarten, in denen Schuhe vorkommen. Wissen Sie, was sie bedeuten?
  Wissen, wo der Schuh drückt = *das heimliche Übel kennen*
  Einem etwas in die Schuhe schieben = *Jemand anderen für eigene Fehler verantwortlich machen*
  Sich diesen Schuh anziehen = *eine Sache zur eigenen Angelegenheit machen*
  Dem kann man beim Laufen die Schuhe besohlen = *Er ist sehr langsam*
  Einen guten Stiefel vertragen können = *trinkfest sein*
  Das zieht einem die Stiefel aus = *Ausdruck der Kritik, bei schlechter Musik*
  Das sind zwei Paar Stiefel = *Das sind zwei Dinge, die nichts gemeinsames haben*
  Gestiefelt und gespornt = *völlig ausgerüstet, reisefertig*
- Märchen, in denen Schuhe eine Rolle spielen
  Der gestiefelte Kater
  Die Sieben-Meilen-Stiefel

Haustiere

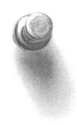

Mitzubringen sind:
- Tierbilder, Vergrößerungen oder Postkarten
  (nicht mehr als 6 Karten)
- Holztiere oder anderes Material aus der Spielzeugkiste
  (Kuh, Pferd, Schwein, Huhn...)
- Fellstücke, Federn, Hundehalsband, Hundenapf, Leder
- Evtl. auch ein lebendiges Tier: Meerschweinchen, Hund, Katze
- Naturgetreues Stofftier
- Zauberschnur
- Tischdekoration: verschiedene Haustiere

Begrüßungslied

Begrüßung in der Gruppe:
Der Reihe nach begrüßt jeder Teilnehmer seinen Nachbarn, wobei ein Stofftier weitergereicht wird.

Bewegungslied:
„Wir sind noch recht faul und sitzen müde im Kreis…"

Einstieg zum Thema:
Mitgebrachte Tiere aus Stoff oder Holz einzeln zeigen, anschauen und beschreiben, wie jedes Tier aussieht. Oder das Gespräch über das lebendige Tier beginnen, auch beschreiben, evtl. streicheln lassen.

Anregungen zum Gespräch:
- Hatten Sie früher auch ein Tier? Welches?
- Hatte es einen Namen? Wie haben Sie es gerufen?
- Was hat es zu fressen bekommen?
- Wer hat das Futter geholt? Wer hat das Tier gepflegt?
- Durfte es im Haus sein? Wo hat es geschlafen?
- Wer hat den Hund ausgeführt?
- Können Sie eine Tierstimme nachmachen?
  Bilder der Tiere auf den Tisch legen

Tierstimmen hören und erraten:
Tierlaute von CD (siehe CD Liste) und die entsprechenden Bilder und Namen den Tieren zuordnen (höchstens 6 Tiere).

Einfache Sprichwörter ergänzen:
Die Katze........................lässt das Mausen nicht
Aus einer Mücke...............einen Elefanten machen
Eine Schwalbe..................macht noch keinen Sommer
Der Spatz in der Hand......ist besser als die Taube auf dem Dach

Lieder singen, welche Tiere beinhalten:
„Der Kuckuck und der Esel…"
„Auf einem Baum ein Kuckuck…"
„Der Hahn ist tot, der Hahn ist tot…"

Zum Ausklang:
Fellstücke und Federn herum geben – wer möchte, kann sich ein Teil mitnehmen.

Abschlusslied:
„Auf Wiedersehn, auf Wiedersehn…"

Weitere Möglichkeiten:
- Große Tiernamenkarten auf dem Tisch verteilen. Jeder nimmt sich eine Karte und liest den Namen. Passende große Tierbilder werden dazu auf dem Tisch verteilt. Jeder sucht sich „sein" Bild und erzählt etwas darüber.
- Hundebesitzer ansprechen, welche mit einem geduldigen, gutmütigen Hund die Bewohner besuchen könnten.
- Große Tierbilder ausmalen
- Tierpuzzle aus Holz legen
- Weitere Tierstimmen erraten lassen (CDs oder Kassetten)

Vögel

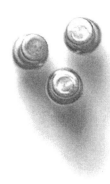

Mitzubringen sind:
- Vogelfedern, Großaufnahmen von bekannten Vögeln (mindestens Postkartengröße), möglichst viele gleiche Vogelbilder (evtl. Kopien), das unterstützt einen besseren Gesprächsverlauf.
- Vogelnest oder Vogelhaus als Anschauungsmaterial
- Gedichte zu Vögeln
- Vogelliedtexte
- Filzstoff als Wandbehang / Stecknadeln
- Zauberschnur
- Tischdekoration: Vogelnest / Vogelhaus

Begrüßungslied

Begrüßung in der Gruppe:
Der Reihe nach begrüßt jeder Teilnehmer seinen Nachbarn, wobei eine große Feder weitergereicht wird.

Bewegungslied:
„Wir sind noch recht faul und sitzen müde im Kreis..."

Einstieg zum Thema:
Gespräch über das Vogelnest / -haus. Bilder von Vögeln zeigen.

Anregungen zum Gespräch:
- Welche Vögel erkennen Sie? Welche Farben hat die Amsel? Wie sieht der Star aus? Kennen Sie den Dompfaff?
- Haben Sie früher Vögel gefüttert? Was fressen Vögel?
- Welches ist Ihr Lieblingsvogel?
- Hatten Sie früher einen Vogel im Käfig?
- Wie nannte man früher den Vogelkäfig? (Vogelbauer)

Bekannte Vogellieder singen:
„Alle Vögel sind schon da"
„Ein Vogel wollte Hochzeit machen"
„Kommt ein Vogel geflogen"

Bilder herum reichen
Einfache Vögel aus buntem Fotokarton ausschneiden,
mit Federn bekleben. Vögel auf einen Filzwandbehang stecken
oder kleben.

Gedicht vorlesen:
„Sieben kleine Meisen" von Herrmann Claudius
„Die Gäste der Buche" von Rudolf Baumbach
„Die drei Spatzen" von Ch. Morgenstern

Vogelstimmen von CD erraten:
Nicht mehr als vier! Das entsprechende Vogelbild nochmals zu
der Vogelstimme aussuchen und herum reichen.

Abschlusslied:
„Auf Wiedersehn, auf Wiedersehn..."

Weitere Möglichkeiten:
- Vögel im Käfig beobachten – sich Zeit nehmen
- Vogelhaus aufstellen oder hängen und Vögel füttern
- Schwarzweiße Scherenschnittvögel für das Fenster herstellen
- Wandfries mit Vogelbildern mit den dazugehörenden
  Vogelnamen beschriften
- Alten Blechspielzeugvogel beim Picken beobachten

Literatur:
CD mit Vogelstimmen und Buch/Kosmos-Verlag
(siehe Literaturliste)

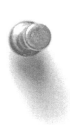

Wäsche waschen

Mitzubringen sind:
- Waschbrett, altes Bügeleisen, Kernseife, alte und neue Wäscheklammern, Wäschestücke, Blechwanne, Wäscheleine, Waschpulver, Weichspüler, Seife, Wäschestampfer
- Zauberschnur
- Tischdekoration: Leinentuch, Wäschezange, alte Waschklammern

Begrüßungslied

Begrüßung in der Gruppe:
Jeder Teilnehmer begrüßt seinen Nachbarn und gibt dabei ein Stück Seife weiter.

Bewegungslied:
„Wir sind noch recht faul und sitzen müde im Kreis..."

Einstieg zum Thema:
Zunächst werden alle mitgebrachten Sachen gezeigt und, wenn möglich, eine Wäscheleine im Raum aufgespannt.

Anregungen zum Gespräch:
- Gab es bei Ihnen früher auch einen Waschtag in der Woche?
- Wie wurde er vorbereitet?
- Wurde der Waschkessel schon am Tag vorher vorbereitet, die Wäsche eingeweicht? Kennen Sie das Waschbrett?
- Welche Hilfsmittel hatten Sie noch? Mit welchem Waschmittel wurde gewaschen? (Imi, Persil, Kernseife)
- Jeder Teilnehmer kann an der Kernseife riechen. Riecht die Kernseife noch wie früher? Kennen Sie das?
- Wie wurde die Wäsche gebleicht?
- Wie haben Sie Flecken entfernt?

Lied:
"Zeigt her eure Füße, zeigt her eure Schuh
und sehet den fleißigen Waschfrauen zu.
Sie waschen, sie waschen, sie waschen den ganzen Tag.
Sie waschen, sie waschen, sie waschen den ganzen Tag."

Weitere Verse sind:
Sie wringen..., sie hängen..., sie bügeln...

- Wann musste die Familie beim Waschen helfen?
  (Wäsche glatt ziehen, auf die Wiese legen zum Bleichen)
- Was gab es an diesem Tag zu essen?
- Geben Sie die Wäschestücke herum und lassen Sie sie –
  wenn möglich – aufhängen.
  Wurde die Wäsche in einer bestimmten Reihenfolge aufgehängt?
  z.B. Bettwäsche, Handtücher, Unterwäsche.
- Wie hat man früher gebügelt und gestärkt?

Zum Ausklang:
Lassen Sie die Teilnehmer an Waschpulver oder Weichspüler der heutigen Zeit riechen. Welcher Duft gefällt Ihnen am besten?

Abschlusslied:
„Auf Wiedersehn, auf Wiedersehn..."

Weitere Möglichkeiten:
- Teilnehmer waschen in verschiedenen Wannen:
  Wollpullover, Socken und auswringen.
- Handtücher oder andere Wäschestücke zusammenlegen lassen
- Strümpfe sortieren und schrankfertig zusammen legen

Literatur:
Vergessene Haushaltstechniken von John Seymour
ISBN 3-332-01058-1, Urania Verlag Berlin 1999

Runde Sachen

Mitzubringen sind:
- Verschiedene Bälle, Murmeln, Wollknäuel, Münzen, Orange, Gläserdeckel, Christbaumkugel, Ohrring, Perlenkette usw.
- Eimer
- Blätter mit Kreisen, Buntstifte
- Zauberschnur
- Tischdekoration: Ball, Wollknäuel, Orange

Begrüßungslied

Begrüßung in der Gruppe:
Der Reihe nach begrüßt jeder Teilnehmer seinen Nachbarn und gibt dabei einen Ball weiter.

Bewegungslied:
„Wir sind noch recht faul und sitzen müde im Kreis..."

Einstieg zum Thema:
- Jetzt wird ein Körbchen mit all den runden Dingen herumgereicht und jeder Teilnehmer nimmt sich einen Gegenstand heraus. Jeder benennt und beschreibt, was er in der Hand hat.
  Es sollte auch ermuntert werden zu erzählen, warum man gerade diesen Gegenstand ausgewählt hat.
- Gibt es noch weitere runde Gegenstände im Raum?
  (Tisch, Lampe...)
- Tischgymnastik mit Bällen: (Jeder Teilnehmer erhält einen Ball)
  Jeweils mit den Handflächen im Wechsel wird der Ball vor, zurück, nach rechts, nach links und im Kreis bewegt.
- Mit dem Daumen und den Spitzen der einzelnen Finger den Ball drücken. Vorwärts und rückwärts.
- Den Ball so drehen, als würden wir Klöße formen.
  Ball mit beiden Händen hochwerfen und auffangen.
  Dem Gegenüber den Ball zurollen.
- Zum Ende der Gymnastik nimmt jeder den Ball in die rechte Hand, und wir „malen" das Mondgesicht.
  „Punkt, Punkt, Komma, Strich – fertig ist das Mondgesicht."
  Dann noch einmal gegengleich.

- Zum Schluss werden die Bälle in einen Eimer geworfen.
  Jeder Treffer wird hörbar!
- Als Kreativübung bekommt jeder Teilnehmer ein Blatt und Stifte, um einen runden Gegenstand zu malen.
  (Ball, Sonne, Gesicht, Uhr, Topfdeckel, usw.)
  Die Form ist schon vorgemalt.

Abschlusslied:
„Auf Wiedersehn, auf Wiedersehn..."

Weitere Möglichkeiten:
- Große Plastikschüssel mit Vogelsand oder Linsen füllen.
  Runde Gegenstände darin verstecken, ertasten und benennen.
  (Knöpfe, kleiner Ring, Puppenteller....)
- Geschichte „Rundherum zufrieden" lesen und jedes mal, wenn das Wort „rund" kommt, die Arme heben. (Evtl. auch schriftlich)
  Siehe Anlage
- Kennen Sie Kreisspiele aus Ihrer Kindheit?
  „Ringlein, Ringlein, du musst wandern..."
  „Dreht euch nicht um..."
- Käseschachteln mit Papierstücken bekleben
- Flohspiel mit Blechteller
- Spiel mit Murmeln auf dem Tisch. Ziel: in eine runde Schachtel mit kleinen Seiteneingängen treffen.

Runde Sachen

Rundherum zufrieden!
Eine nette ältere Dame will in acht Wochen ihren runden Geburtstag feiern. Per telefonischem Rundruf fragt sie bei ihren Kindern, Verwandten und Freunden an, ob sie Zeit haben und kommen können. Sie hat ein rundherum gutes Gefühl, weil die meisten zugesagt haben.

Jetzt hat sie solange telefoniert, dass es Zeit wird für ihren Rundgang im Park. Dort bewundert sie die herrlichen Blumen in den Rundbeeten, die sie mehrmals umrundet. Dabei sieht sie plötzlich, wie ein Luftballon mit einem runden Zettel daran langsam herunterschwebt. Er landet in der Nähe, am Rande eines kleinen Abgrundes.

Unsere Dame, die etwas rundlich ist, geht näher heran und zieht den Luftballon, der auf lehmigem Grund liegt, mit ihrem Stock vorsichtig heran. Ein beschriebener Zettel hängt daran. Neugierig holt sie ihre runde Lupe heraus und liest den Text.

SIE HABEN GEWONNEN!
IHR REISEBÜRO „RUND UM DIE WELT" SCHENKT IHNEN EINEN RUNDFLUG FÜR ZWEI PERSONEN!

Erfreut steckt sie die Karte ein und geht beschwingt nach Hause. Unterwegs überlegt sie, mit wem sie den Rundflug wagen soll. Da fällt ihr der Enkel Peter ein, der aber zur Zeit in Afrika, genauer in Burundi in einem Runddorf wohnt. Er hat ihr aber im letzten Brief fest versprochen, zu ihrem baldigen runden Geburtstag zu kommen.

Auf ihrem Weg nach Hause, kommt unsere nette Dame an einem modernen Rundbau ihrer Kirche vorbei. Dort liest sie eilig den neusten Rundbrief, der im Schaukasten hängt.

In ihrer Wohnung angekommen, macht sie sich einen guten Kaffee, schaltet das alte Grundigradio ein und stellt die runde Keksdose auf das runde Tischchen. Nun lehnt sie sich gemütlich in ihren Ohrensessel zurück und ist rundum zufrieden.

Literaturliste / CD Liste

Musik erleben und Gestalten mit alten Menschen
Heidrun Harms / Gaby Dreischulte
Urban / Fischer Verlag
München 1995
5. Auflage

Wahrnehmen und Motivieren
10 Minuten Aktivierung für die Begleitung Hochbetagter
Ute Schmidt-Hackenberg
Vinzentz Verlag
ISBN: 3-87870-073-3

Alte Kinderspiele
Johanna Woll
Ulmer Taschenbuchverlag
Stuttgart
ISBN: 3-8001-6896-0

Schöne alte Kinderspiele
Gisela Dürr / Martin Steinhofer
Sonderdruck Weltbildverlag

Vergessene Haushaltstechniken
John Seymour
ISBN: 3-332-01058-1

Leben auf dem Lande
John Seymour
ISBN: 3-332-01060-3

Kochen mit Kräutern
Naumann / Göbel
Brigitte edition
ISBN: 3-625-10237

Erzähl mal wie es früher war
Bilderbuch M. Rettich
Ravensburger Verlag 1982
ISBN: 3-473-33546-0

Was fliegt und singt denn da?
Buch / CD
Bartel / Freiling / Roche' Kosmosverlag
ISBN: 3-440-08038-2

Seniorentänze im Sitzen
Bundesverband Seniorentanz
Insterburgerstraße 25
28207 Bremen

Fotografien aus dem Dorfleben in den 50er Jahren
Buch, ISBN: 3-86134-108-5
Dorfleben der 50er Jahre
30 Postkarten
ISBN: 3-86134-314-2
Georg Eurich Wartberg Verlag
Gudensberg – Gleichen

auf wieder hören
CD 1 und CD 2, Bundesverband Gedächtnistraining e.V.

Biografisches Arbeiten
Barbara Kerkhoff, Anne Halbach
Taschenbuch
Vincentz Verlag, 2002
ISBN: 3-8787-0655-3

Ideenbörse

Tisch- und Fingerkreisel, Murmeln, Holztiere, Stofftiere und
alte Bügeleisen sind am besten auf Flohmärkten zu bekommen.

Anziehpuppen und Holzbaukasten:
Fa. Manufaktum, Hiberniastraße 5, 45731 Waltrop

Viele andere schöne alte Sachen bekommt man im
Evergreenversandhandel GbR, Pestalozzistraße 19, 34308 Emstal

Federn bekommt man im Bettenfachgeschäft oft geschenkt.
Man kann sie aber auch in gut sortierten Bastelläden kaufen.

Der Bundesverband Gedächtnistraining e.V. (BVGT) stellt sich vor

Der Bundesverband Gedächtnistraining e.V. wurde 1987 gegründet und hat rund 2500 Mitglieder.

Ziele und Aufgaben des Verbandes:
- Entwicklung, Förderung und Verbreitung des Ganzheitlichen Gedächtnistrainings
- Aus- und Fortbildung von GedächtnistrainerInnen und AusbildungsreferentInnen
- Konzeption und Durchführung von Gedächtnistrainingskursen für unterschiedliche Zielgruppen
- Jährlich Ende September veranstaltet der BVGT e.V. bundesweit den „Tag der geistigen Fitness®". An diesem Tag wird das Ganzheitliche Gedächtnistraining mit Vorträgen, Workshops und einem Gedächtnisparcours vorstellt
- Teilnahme an und Organisation von Fachveranstaltungen im In- und Ausland, u. a. in Kooperation mit befreundeten Verbänden und Institutionen
- Weitergabe von Arbeitsergebnissen des Verbandes an alle Mitglieder sowie an Institutionen, die an der Weiterentwicklung des Gedächtnistrainings beteiligt sind

Die Mitgliederzeitschrift denkzettel berichtet viermal im Jahr über die neuesten Entwicklungen im Gedächtnistraining und enthält neues Übungsmaterial für die praktische Arbeit. Über ein internes Forum können sich die Mitglieder über das Internet austauschen.
Weitere Infos: www.bvgt.de
BVGT-interne Fortbildungen und Informationsveranstaltungen finden regelmäßig in den Regionalgruppen statt.

Ausbildung zum/r GedächtnistrainerIn beim Bundesverband Gedächtnistraining e.V.:
Das Zertifikat „Gedächtnistrainer/Gedächtnistrainerin des BVGT" erhalten die Kursteilnehmer nach einer dreistufigen Ausbildung (Grundkurs, zwei Aufbaukurse), einer Hospitation und einer bestandenen Lehrprobe. Die Aktualität, die Qualität und die Kompetenz der Arbeit unserer GedächtnistrainerInnen wird fortlaufend gesichert. Nach drei Jahren muss das Zertifikat durch spezielle Fortbildungen verlängert werden.

Hier sind unsere GedächtnistrainerInnen gefragt:
- Haupt- und ehrenamtliche Kursleitung in der Erwachsenen- und Altenarbeit
- Volkshochschulkurse
- Gedächtnistraining mit Kindern und Jugendlichen
- Ergotherapie
- Alten- und Krankenpflege, Tagespflege, Sozialstationen
- Veranstaltungen im Freizeitbereich (Seniorentreffs, Seniorenkreise u.ä.)

Basiskurs „Gedächtnistraining" im Rahmen der Altenpflegeausbildung
Im Rahmen der Ausbildung an Fachseminaren für Altenpflege und anderen sozialpflegerischen Ausbildungsstätten bietet der BVGT eine Basisausbildung „Gedächtnistraining" an, die dem Grundkurs der Gedächtnistrainer-Ausbildung entspricht.

Stand März 2006

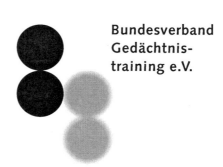

**Bundesverband
Gedächtnistraining e.V.**
Geschäftsstelle
Friedensweg 3

D-57462 Olpe-Dahl

Bestellung

Ich interessiere mich für Ihre Angebote. Schicken Sie mir bitte:

☐ Informationsmaterial
☐ einblick 5,-€
☐ Anregungen für die geistige Aktivierung von ungeübten Gruppen, Stundenkonzepte zu 15 Themen, Band 1 18,-€ (15,-€)
☐ Stundenkonzepte für die 12 Monate, Band 2 18,-€ (15,-€)
☐ Anregungen für die geistige Aktivierung von demenziell veränderten Menschen, Trainingseinheiten zu 20 Themen, Band 1 18,-€ (15,-€)
☐ Fitte Birne 18,-€ (15,-€)
☐ denkzettel – denkspaß, Band 1 11,-€
☐ denkzettel – denkspaß, Band 2 11,-€
☐ lust auf evaluation 25,-€ (20,-€)
☐ CD 1 auf wieder hören 16,-€ (14,-€)
☐ CD 2 auf wieder hören 16,-€ (14,-€)

Klammern [t]en reduzier[p]eise gelten [e]entliche [e]der und In[o]nen, die [e]d sind.

Versandkosten

Deutschland:
Büchersendung (bis 1.000 g): 2,80 €

Päckchen (bis 2.000 g): 5,50 €

Paket (ab 2.000 g): nach Gewicht

Europa Land:
Die Versandkosten werden gewichtsabhängig in Rechnung gestellt, Versand als „Buch International", mindestens 4,00 € Versandkosten

Andere Länder:
Auf Anfrage

„einblick"
gesonderte Versandkosten 1,50 €

☐ Ich bin Mitglied Nummer _____ des BVGT
☐ Ich möchte Mitglied werden. Der Aufnahmeantrag ist ausgefüllt.

Adresse (bitte in Blockschrift)

_____
Name

_____
Straße

_____
PLZ, Ort

_____
Telefon privat

_____
Telefon dienstlich

_____
Telefax

_____
Datum, Unterschrift

Aufnahmeantrag zur Mitgliedschaft

Ich beantrage die Mitgliedschaft zum Bundesverband Gedächtnistraining e.V.:

☐ **als ordentliches Mitglied**
z.B. GedächtnistrainerInnen des BVGT e.V.
Jahresbeitrag 45,- Euro
Der Bezug der Mitgliederzeitschrift „denkzettel" ist im Jahresbeitrag enthalten.

☐ **als außerordentliches Mitglied**
(Ehepartner und Förderer)
Jahresbeitrag 25,- Euro

☐ **als Institution**
Jahresbeitrag 80,- Euro
Der Bezug der Mitgliederzeitschrift „denkzettel" (2 Exemplare je Ausgabe) ist im Jahresbeitrag enthalten.

Adresse (bitte in Blockschrift)

_____
Name

_____
Straße

_____
PLZ, Ort

_____
Telefon privat

_____
Telefon dienstlich

_____
Telefax

_____
Datum, Unterschrift